AF310100

DU SOMMEIL

ET DE SON HYGIÈNE

(ÉTUDE PHYSIOLOGIQUE)

Conférence faite au Mans le 16 Décembre 1896

PAR

Le Docteur Gaston POIX (du Mans)

MÉDECIN SUPPLÉANT DE L'HOPITAL,

MEMBRE CORRESPONDANT DE LA SOCIÉTÉ ANATOMIQUE.

LE MANS

TYPOGRAPHIE EDMOND MONNOYER, PLACE DES JACOBINS

1897

Du Sommeil et de son Hygiène

ÉTUDE PHYSIOLOGIQUE

Conférence faite au Mans le 16 Décembre 1896

Par le Dr Gaston **POIX** (du Mans).

MÉDECIN SUPPLÉANT DE L'HOPITAL

Membre correspondant de la Société Anatomique

MESDAMES, MESSIEURS,

Il est pour ainsi dire classique de commencer l'étude du sommeil par le développement de cette idée, que malgré l'importance de cette question, c'est une de celles dont l'étude est la plus négligée. Hommes de sciences, aussi bien que gens du monde, s'occupent de spiritisme, d'hystérie, de somnambulisme, qui sont des états anormaux et d'ordre pathologique, et ils se désintéressent de pénétrer les mystères du sommeil, cet état normal, physiologique dans lequel nous sommes plongés pendant le tiers de notre vie. On se passionne pour le merveilleux et l'invraisemblable, on s'efforce de faire mouvoir des tables, de matérialiser des êtres invisibles, de faire paraître des êtres disparus, et on ne cherche pas à connaître le sommeil, qui est une loi de la nature, un phénomène normal dont on peut quotidiennement entreprendre l'étude sans employer de moyens artificiels pour en provoquer l'apparition.

Cependant, pour ne parler que de ces derniers temps, plusieurs travaux importants, publiés tant en France qu'à l'étranger, ont contribué à faire un peu de lumière sur cette question qui est loin d'être simple. Pour ne citer que deux noms, rappelons ici le travail du Dr Pupin (1) le sympathique secrétaire de la Faculté de médecine, qui, après avoir montré l'importance des recherches histologiques contemporaines relativement à la structure des centres nerveux, s'est efforcé d'appliquer les résultats obtenus à l'étude du sommeil et a développé la théorie émise par Mathias Duval. D'autre part, Marie de Manacéine (2), dans un ouvrage tout récent que Jaubert a traduit du Russe et dont le traducteur a d'ailleurs très respectueusement dédié la version française à sa Majesté Nicolas II, a présenté dans une étude d'ensemble, les notions émises relativement à la pathologie, à l'hygiène et à la psychologie du phénomène dont il s'agit ici.

*
* *

Il n'est pas un auteur qui en s'occupant de la question ne se soit attaché à énoncer une définition, destinée à l'emporter sur celles déjà données. Pour Aristote le sommeil est un effet du besoin de repos ; tandis que Broussais le considère comme une intermittence des fonctions dites animales, Bichat l'explique par une intermittence d'action successive ou simultanée des organes des sens autant et même plus que du cerveau. Pour Beaunis, c'est l'abolition des phénomènes de l'activité psychique. Pour Preyer, c'est la disparition périodique de l'activité intellectuelle supérieure. Marie de Manacéine s'applique à démontrer que c'est le repos de la conscience. Toutes ces définitions, les unes obscures, les autres insuffisantes ne satisfont point l'esprit ; c'est qu'on ne peut définir une chose dont l'essence même demeure encore inconnue. Contentons-nous donc de dire à propos du sommeil, ce que Claude Bernard disait à propos de la vie : « Le sommeil ne se définit pas, il se montre ».

(1) Ch. Pupin : Le Neurone et les hypothèses histologiques sur son mode de fonctionnement (Théorie histologique du Sommeil), (Paris 1898).

(2) Marie de Manacéine. (Le Sommeil).

Le moyen le meilleur pour en donner une idée au point de vue physiologique, c'est de comparer l'état de sommeil à l'état de veille, et de passer successivement en revue chez l'homme endormi et chez l'homme éveillé les diverses fonctions de l'organisme, c'est-à-dire : la respiration, la circulation, la digestion et le système nerveux. Relativement à la respiration, chacun sait qu'elle se ralentit pendant le sommeil et le résultat se manifeste par une diminution des échanges respiratoires. Pour la circulation, on constate un ralentissement identique ; pendant le sommeil le cœur bat plus lentement et avec moins de force, il en résulte un abaissement de la température du dormeur et c'est ce qui explique la nécessité de s'envelopper de couvertures pour ne pas avoir froid pendant que l'on dort.

Comment fonctionne la digestion ? C'est là une question intéressante et dont la portée pratique est évidente. Le physiologiste Busch, grâce à l'observation qu'il a pu faire sur un malade accidentellement porteur d'une fistule de l'estomac, a constaté que les mouvements de cet organe et ceux de l'intestin se ralentissent et s'affaiblissant pendant le sommeil; comme ce ralentissement porte également sur les sécrétions, il en résulte que la digestion s'effectue moins bien chez l'homme qui dort que chez l'homme qui veille. Il n'est donc pas bon de faire un somme après son repas. Cette habitude qui constitue la sieste, se rencontre non seulement dans les pays chauds mais encore dans certains pays de l'Europe, en France parmi les paysans. Elle était surtout très répandue au moyen-âge chez les peuples barbares qui se livraient à des excès de table, mais elle se rencontrait aussi chez des gens austères, puisque le noble sire de Joinville raconte dans ses Mémoires que tous les jours « Sainct Loys se reposoit dans son lic après manger ». Il faut distinguer deux cas relativement à la sieste : dans le premier, il s'agit d'un sommeil que l'on cherche à provoquer en s'étendant horizontalement par exemple : c'est la sieste proprement dite, habitude que nous devons qualifier de mauvaise, puisqu'elle entrave les phénomènes digestifs.

L'autre cas est celui d'un sommeil qui n'est plus provoqué, mais spontané ; c'est un besoin impérieux de dormir qui saisit l'individu après le repas ; il dort dans la position où il se trouvé, accoudé sur une table par exemple ; c'est un symptôme en rapport avec des troubles gastriques ; la congestion de l'estomac détermine une dérivation sanguine du côté de tous les viscères abdominaux, d'où anémie partielle du cerveau et par suite sommeil. Cette variété de dyspepsie constitue la dyspepsie flatulente, et se rencontre particulièrement chez les gros mangeurs. C'est par un mécanisme identique à celui que nous venons de décrire, que l'on peut expliquer pourquoi certains animaux, comme le serpent, le furet, les belettes, etc., etc., s'endorment après leur repas.

Il nous reste maintenant à signaler les modifications du côté du système nerveux. Nous parlerons plus loin des modifications physiques, par exemple, des changements d'aspect et de coloration du cerveau, nous nous occuperons seulement ici, des modifications fonctionnelles. Eh bien ! le système nerveux ne dort pas pendant le sommeil, il veille, c'est-à-dire que la motilité et la sensibilité existent : les preuves abondent, nous en citerons seulement quelques-unes. Bierner a fait l'expérience suivante qu'il est d'ailleurs facile de renouveler ; masquez doucement le visage d'un homme endormi avec une couverture qui l'empêche de respirer, le dormeur ne se réveillera pas, et il rejettera la couverture qui le gêne, c'est la preuve que les muscles de ses bras ont conservé leur fonction ; certains oiseaux, les grues, les cigognes, dorment sur une patte, ce qui démontre que les muscles de cette patte restent contractés pendant le sommeil. Il y a bien d'autres exemples : du temps des courriers, il y en avait, paraît-il, qui dormaient sur leurs chevaux ; on a cité des cas où des soldats se sont endormis debout en faction, ou même pendant une marche. Si les nerfs moteurs fonctionnent pendant le sommeil, il en est de même des nerfs sensitifs ; en effet, piquez un individu qui dort, ou bien appliquez lui sur la peau un objet très froid ou très chaud, il fera aussitôt un mouvement de défense, ce qui prouve bien qu'il a senti; les nerfs sensoriels veillent également, car le dormeur est éveillé par un bruit, par une lumière; le meunier sort de son sommeil quand il n'entend plus le bruit de son moulin, enfin on a constaté souvent l'action que les bruits pouvaient avoir sur la nature des rêves. Les nerfs sécréteurs conservent leur activité ; elle est même accrue dans ces conditions, c'est ainsi que les glandes de la peau sécrètent davantage pendant le sommeil, comme en témoigne la rapidité avec laquelle est vicié l'air des chambres à coucher qui ne sont pas très spacieuses.

De cette étude comparative de nos diverses fonctions pendant la veille et le sommeil, nous pouvons donc conclure qu'elles conservent chez l'homme endormi plus ou moins d'activité ; en sorte qu'au point de vue physiologique, on ne saurait admettre la justesse même relative de ce vieil aphorisme qui dit, que le sommeil est le frère de la mort.

*
* *

Nous ne parlerons pas ici de toutes les théories qui se sont proposé d'expliquer le sommeil, car il en est un grand nombre qui ne sont que des hypothèses sans aucun fondement : nous ne nous occuperons que de celle toute récente qui repose sur les notions nouvellement acquises relativement à la structure des cellules nerveuses et à leur mode de fonctionnement.

Jusqu'à ces dernières années, on n'avait étudié les cellules nerveuses que sous de faibles grossissements, on ne s'était pas efforcé de voir le rôle des cellules dans la physiologie nerveuse, on ne s'était pas attaché à connaître d'une façon précise les rapports des cellules entr'elles ; ces nouvelles investigations ont produit des résultats à ce point importants, que notre maître, M. Dejerine, dans la préface de son *Traité d'anatomie des centres nerveux*, ne craint point de s'exprimer ainsi :

« Depuis quelques années nous assistons en anatomie nerveuse
à une véritable révolution ; la découverte des collatérales du
cylindre-axe et la théorie des neurones ont complètement
modifié l'état de nos connaissances sur la structure des cen-
trés nerveux ». Les deux grands promoteurs de ces nouvelles
recherches sont Golgi (de Bologne) et Ramony Cajal (de
Madrid). Ces deux histologistes, à l'aide de procédés de prépa-
ration microscopique spéciaux, ont déterminé d'une façon
bien nette les connexions qu'effacent les cellules nerveuses
entr'elles, ils ont montré que leurs prolongements ont entre
eux des rapports non pas de continuité, comme on l'admet-
tait depuis Gerlach, mais bien des rapports de contiguïté.
Cette nouvelle notion a été le point de départ d'une nouvelle
théorie du sommeil que l'on peut qualifier d'*histologique*, et
qui a été émise dans l'importante communication du profes-
seur Mathias Duval à la Société de biologie, le 2 février 1895.
Cette théorie repose sur l'étude des modifications dans l'aspect et les rapports que présentent les cellules nerveuses
dans l'état du sommeil comparativement à l'état de veille.
Schématisons sous forme de deux cellules nerveuses l'axe
cérébro-spinal d'un individu ; chaque cellule se compose
d'un corps cellulaire proprement dit et de prolongements qui
s'articulent par contact avec les prolongements de la cellule
voisine ; l'ensemble de ces deux cellules, constitue un *neurone*
et tout le système nerveux est composé d'une quantité considérable de neurones, les uns sensitifs, les autres moteurs. A
l'état de veille, il y contact entre les prolongements ; l'in-
flux nerveux, le courant, si l'on peut dire, peut passer,
mais dès qu'il y a sommeil, les prolongements ne
restent plus en contact, ils se rétractent, une certaine distance
les sépare et le courant ne peut plus passer. Voilà, réduite à
son expression la plus simple, la théorie contemporaine du
sommeil, elle explique les bizarreries des rêves ; en effet,
pendant l'état de rêve, il y a un certain nombre de neurones
qui communiquent, mais ces communications sont abandon-

nées à un certain hasard, il n'y a rien de fixe dans leur groupement, d'où l'incohérence des tableaux du rêve. Elle explique aussi les particularités du réveil : le réveil est-il brusque? c'est que les contacts des neurones se sont rétablis rapidement. Le réveil est-il spontané? le contact s'établit, au contraire, beaucoup plus lentement ; quelques neurones seulement sortent de leur état d'immobilité, c'est avec hésitation, pour ainsi dire, qu'ils étirent leurs prolongements, et souvent, comme dit Pupin, après que nous avons quitté notre lit, il y a encore quelques neurones qui sont restés dans l'isolement ; il faut, pour être complètement réveillé, exciter vivement ces retardataires, et, comme par le troisième roulement de tambour à l'heure matinale du collège, faire sortir les paresseux de leur inertie.

Si cette conception n'est pas à l'abri de toute critique, elle a au moins pour point de départ une notion établie histologiquement, et elle nous délivre des hypothèses sans fondement et des formules métaphysiques.

*
* *

Après avoir étudié le sommeil au point de vue théorique, il nous reste à l'envisager au point de vue pratique, et à faire, si l'on peut dire, l'étude de son hygiène appliquée.

La première question que nous nous poserons est la suivante : faut-il dormir? il serait banal d'insister, cependant il s'y rattache des considérations intéressantes. Combien de temps, par exemple, peut-on rester sans sommeil? Chez les animaux, on a entrepris pour répondre à cette question les expériences suivantes : on a privé de sommeil des chiens dans la force de l'âge, ils ont perdu, au bout d'un certain temps, environ la moitié de leur poids, et malgré le soin qu'on a pris d'eux on n'est pas parvenu à les sauver de la mort. Sur de jeunes chiens, les expériences ont donné des résultats plus probants encore. Au bout de 4 à 5 jours de privation complète de sommeil, il se produisit des lésions irréparables de l'organisme, et malgré les précautions qui furent prises, les animaux soumis à l'expérience moururent. On constata en outre que plus le sujet était jeune, plus il succombait vite. Si comparativement on prive des chiens de nourriture, on constate qu'ils peuvent supporter beaucoup plus longtemps l'absence d'alimentation que l'absence de sommeil ; d'où cette conclusion que le sommeil est plus nécessaire à l'individu que la nourriture. Deux médecins américains, MM. Patrick et Gibert, se sont efforcés de déterminer combien de temps un homme adulte et sain peut rester sans dormir et ils se sont eux-mêmes prêtés à cette expérience : ils sont restés quatre jours et trois nuits sans sommeil ; mais l'expérience ne fut pas poussée plus loin, car l'état d'abattement dans lequel se trouvait l'un des expérimentateurs semblait devoir devenir dangereux. Chez tous les deux, d'ailleurs, la troisième nuit fut extrêmement pénible, le pouls s'était ralenti et la température notablement abaissée ; une bonne nuit fit disparaître tous ces troubles, Hammond a observé un cas d'absence complète de sommeil qui dura neuf jours et qui fut suivi de mort. Ces notions sur la nécessité du sommeil sont bien connues et elles le sont depuis longtemps. Dans l'antiquité en effet, au moyen-âge, en Chine, on le savait empiriquement, puisque la privation forcée du sommeil était une des formes non seulement de la torture, mais encore de la peine de mort. Aussi Kant avait-il raison de dire : « Sans l'espérance et le sommeil, l'homme se trouverait la plus malheureuse des créatures de la terre ».

La nécessité du sommeil étant un fait acquis, combien de temps devons nous dormir ? Comment se fait-il que certaines personnes dorment beaucoup, et d'autres peu ? Y a-t-il donc une loi qui préside à cette inégale distribution du sommeil ? Eh bien oui, on peut dire, en effet, que plus l'activité cérébrale est développée, moins le sommeil est nécessaire, et il ne faut pas confondre ici activité cérébrale avec intelligence ou même travail cérébral ; de plus nous n'envisagons que l'individu sain et normal, car il y a un nombre considérable de causes d'ordre pathologique qui peuvent influer sur la durée du sommeil. Faisons à ce propos une excursion rapide dans la série animale en commençant par les êtres où l'activité cérébrale est minima, pour arriver aux sujets où elle atteint son intensité la plus grande.

C'est un fait connu que les animaux dorment longtemps, même ceux qui occupent dans l'échelle un rang élevé; vous n'avez, pour vous en convaincre, qu'à compter le nombre d'heures que dort votre chien ou votre chat. Certains peuples sauvages comme les Papouas et les Boschimans s'endorment aussitôt qu'ils se trouvent inoccupés et que rien ne fixe plus leur attention; ils s'endorment dans la situation où ils se trouvent, assis, accroupis, appuyés contre un arbre; ils dorment ainsi douze ou quinze heures sur vingt-quatre. On a constaté aussi que chez les idiots, les crétins, les malades atteints de myxœdème, la ration du sommeil était très considérable; chez le paysan, elle commence déjà à diminuer : chez les habitants des villes, elle est plus faible encore; et enfin, si nous examinons la durée du sommeil chez les gens dont l'activité cérébrale s'est développée au maximum, elle est encore plus restreinte, et c'est ainsi que Goethe, Humboldt, Mirabeau, Schiller, Frédéric le Grand, se contentaient de deux ou trois heures de sommeil, Napoléon et Kant dormaient de quatre à cinq heures par jour.

Combien un individu normal doit-il donc dormir?

A ce point de vue, il faut distinguer l'enfant, l'adulte et le vieillard.

A l'enfant dont l'activité cérébrale va augmentant chaque jour, il convient de donner une ration de sommeil qui aille en diminuant. C'est ainsi qu'en nous basant sur le développement progressif de l'organisme, on peut dire que l'enfant jusqu'à 2 ans doit dormir 16 heures, de 3 à 6 ans, 14 heures, enfin 10 heures de 8 ans jusqu'au moment de l'adolescence.

Quelle que soit d'ailleurs la durée quotidienne du sommeil

de l'enfant, il convient de proscrire tout moyen artificiel
pour provoquer son apparition; on ne laissera pas le biberon
à la bouche du bébé, on ne le bercera pas, même dans les
bras de sa nourrice ; ces mouvements rythmiques ont des
inconvénients multiples : d'abord on a constaté expérimen-
talement que ces balancements déterminaient un abaissement
de la température; chez les petits sujets névropathes, ils
prédisposent aux affections nerveuses et particulièrement la
chorée ; leur action serait même plus mauvaise encore, s'il
faut en croire un aphorisme russe, d'après lequel on dit en
parlant d'un idiot : « il a été trop bercé ».

L'individu adulte dont l'activité cérébrale est moyenne doit
dormir sept heures, mais je m'empresse de vous dire qu'il vaut
mieux pécher par excès que par défaut, et qu'une ration de
sommeil de 5 à 6 heures est beaucoup plus préjudiciable à
l'organisme que celle de 8 ou même de 9 heures.

Nous n'avons pas cherché à déterminer la durée du sommeil chez le vieillard, car les cas ne sont pas comparables :
certains vieillards en effet conservent leur activité cérébrale
jusqu'au dernier jour : chez d'autres, au contraire elle dimi-
nue notablement ; aussi, tandis que les uns — et c'est le
plus grand nombre — dorment peu, d'autres au contraire
se plaignent de trop dormir, c'est ainsi que le mathématicien
Moivre à 80 ans dormait 20 heures par jour.

A quel moment devons nous nous coucher? C'est une opinion
courante et d'ailleurs exacte qu'il est salutaire de se coucher tôt
et de se lever tôt. On en tient compte pour les enfants, mais
les grandes personnes se gardent bien de pratiquer cette règle
d'hygiène ; les plaisirs du soir et les exigences mondaines
sont là pour empêcher l'application de ce précepte. Si on le
peut, on se couchera vers 10 heures ; il ne faut pas se lever
avant qu'il fasse jour, il en résulte pendant la journée un
certain malaise, un état de lassitude souvent très pénible.
Aussi faut-il dormir plus en hiver qu'en été. En s'endormant
il faut s'habituer à respirer par le nez et non pas par la

bouche pour trois raisons : la première, c'est que si l'on respire la bouche ouverte, le courant d'air inspiré détermine une dessication rapide de la muqueuse buccale et pharyngée, dessiccation qui par action réflexe peut provoquer la toux, et par suite le réveil ; la seconde c'est qu'en respirant seulement par le nez, on évite le ronflement dont les notes sonores et rythmées sont rarement harmoniques ; enfin la dernière raison c'est que la muqueuse du nez est beaucoup mieux protégée grâce à ses cils vibratils, contre les microbes de l'air que celle de la bouche ; elle détermine une sorte de filtration du courant d'air inspiré qui arrive ainsi purifié dans les alvéoles pulmonaires. Dormons donc la bouche fermée et respirons par le nez.

Permettez-moi, maintenant de faire une digression et de vous donner un conseil relativement au sommeil en chemin de fer : Voulez-vous dormir en voyage ? gardez-vous d'étendre les pieds en avant dans la direction de la locomotive et de porter la tête en arrière ; de cette façon le sang chassé par la force centrifuge vers l'extrémité céphalique y abondera d'où un certain degré de congestion cérébrale et vous ne dormirez pas. Au contraire tournez le dos à la locomotive et étendez vos pieds dans la direction de l'arrière du train ; sous l'influence de la même force centrifuge le sang tendra à affluer vers vos membres inférieurs, d'où production d'un certain degré d'anémie du cerveau et vous ne tarderez pas à vous endormir.

* *

L'insomnie peut dépendre d'une mauvaise hygiène, veilles prolongées, abus des liqueurs alcooliques ; elle peut marquer le début d'une maladie infectieuse, fièvre typhoïde, malaria, méningite ; elle se rencontre chez les névropathes dont le système nerveux est toujours dans un certain état d'irritabilité, chez les surmenés cérébraux dont l'afflux sanguin au cerveau est toujours augmenté, chez les fatigués physiquement, dont les battements cardiaques sont toujours exagérés, enfin l'absence de sommeil joue un rôle important dans la pathogénie de la manie aiguë et les aliénistes savent combien quelques heures de sommeil produisent un effet heureux chez de tels malades.

Pour combattre l'insomnie, il conviendra tout d'abord d'en rechercher la cause, puis de l'écarter par des moyens appropriés qui varieront suivant les cas ; tantôt ce sera l'emploi de compresses froides sur la tête qui sera indiqué, ou celui des bains de pieds chauds sinapisés chaque soir, tantôt il faudra directement combattre la maladie causale. C'est seulement quand celle-ci ne pourra être traitée, que le médecin devra avoir recours aux médicaments hypnotiques et parmi eux les alcoloïdes de l'opium ne seront utilisés qu'en dernière ressource, les dangers qui peuvent résulter de leur emploi étant trop considérables.

L'excès de sommeil, comme l'insomnie a des inconvénients multiples ; tout d'abord chez l'enfant, d'après certains auteurs, il empêcherait le développement régulier de l'intelligence, par suite, du ralentissement que présente la circulation du cerveau à ce moment. Il a d'autres dangers ; chez les enfants, il a provoqué dans certains cas une albuminurie transitoire ; chez les gens âgés, il détermine des stases sanguines dans les poumons, les sels de la bile se déposent dans les canaux et la vésicule biliaires, les sédiments urinaires font de même dans les reins et la vessie, il en résulte de la congestion pulmonaire, la formation de calculs biliaires qui manifestent leur présence par des accidents aussi graves que douloureux, et la production de calculs rénaux et vésicaux, aussi dangereux que les précédents. Il ne faut donc pas trop dormir, et Kant, qui dormait environ quatre heures par nuit avait raison de reprocher à ses élèves leur paresse, et il leur disait : « Je ne m'explique pas votre conduite, comment se fait-il en effet que vous cherchiez à prolonger votre vie, puisque vous en passez presque la moitié à dormir » ?

A côté de cet excès de sommeil volontaire et spontané il y a les tendances excessives au sommeil qui constituent un phénomène anormal, ou même un véritable état pathologique. Sous le nom de maladie du sommeil on désigne en effet une affection endémique, que l'on rencontre particulièrement sous les climats brûlants de l'Afrique occidentale. Certains cas de cette maladie se terminent même quelquefois par la mort, d'après le rapport du docteur Fergusson. En Europe la narcolepsie se rencontre sous forme de cas isolés ; sous l'influence d'une émotion pénible, d'une fatigue excessive, quelquefois sans cause appréciable, l'individu est subitement saisi d'un sommeil irrésistible qui peut durer quelques heures, ou quelques jours et même plusieurs semaines ; ces cas rentrent dans la catégorie des faits, qui relèvent de l'hypnose. Certains auteurs ont prétendu que ces états de sommeil constituaient de véritables équivalents épileptiques, et que les sujets qui en étaient atteints, étaient des comitiaux. Nous ne saurions admettre comme constante cette hypothèse. Non seulement Jules César et Napoléon auraient présenté ce symptôme, mais encore dans les temps anciens, Caton, Pompée, et l'empereur Othon, si toutefois l'on en croit ce bon Montaigne, qui connaissait ses auteurs. Au chapitre du *dormir* ne dit-il pas en effet : « L'empereur Othon ayant résolu de se tuer, cette mesme nuict, après avoir mis ordre à ses affaires domestiques, partagé son argent à ses serviteurs et affilé le tranchant d'une épée de quoy il se vouloit donner, se prit si profondément à dormir, que ses valets de chambre l'entendaient ronfler. De mesme Caton estant prest à se deffaire, cependant qu'il attendoit qu'on luy rapportast nouvelles, se mit si fort à dormir, qu'on l'oyait souffler de la chambre voisine. Enfin en la bataille navale qu'Augustus gaigna contre Sextus Pompeius en Sicile, sur le point d'aller au combat, il se trouva pressé d'un si profond sommeil, qu'il fallut que ses amis l'éveillassent pour donner le signe de la bataille ».

*
* *

Terminons par quelques conseils pratiques sur l'hygiène du lieu où nous dormons, de la chambre à coucher.

Le lit, le meuble-noble comme disait Xavier de Maistre, doit être placé loin des fenêtres et loin de la cheminée à cause des courants d'air, qu'il soit de bout, qu'il soit de coin, peu importe pourvu qu'il ne soit pas dans un alcôve. Les lits jumeaux constituent une innovation heureuse, qui nous vient d'Allemagne, et que l'hygiène ne saurait qu'approuver. Les matelas de plume ont deux inconvénients: ils sont trop chauds, ce qui amène des sueurs, cause de faiblesse; ils sont trop mous, si bien qu'on repose mal, et que le matin on éprouve un certain degré de courbature. Le lit idéal doit être composé d'un sommier à ressorts recouvert d'un épais matelas, formé d'un mélange de crin et de laine, matelas qui devra être refait chaque année ; il ne faut jamais que le lit soit fait aussitôt après qu'on vient de le quitter, car il s'accumule dans les trames de la toile et des couvertures de l'air vicié : aussi faut-il dès que l'on est levé, rejeter toute les couvertures au pied du lit.

Inutile de vous dire qu'il ne faut jamais dormir la tête sous le drap, et il faut mettre les enfants en garde contre cette déplorable habitude. Dormez la bouche fermée, je vous ai tout à l'heure expliqué pourquoi. Ne vous mettez pas les bras derrière la tête, cette position empêche que les mouvements de la respiration ne soient normaux. Quant à la position du corps, elle ne doit pas varier: dormir sur le dos est mauvais, à cause de la compression que l'estomac et la masse intestinale exercent dans ces conditions sur l'aorte et les nerfs qui l'entourent. Dormir sur le côté gauche est souvent pénible chez certaines personnes à cause de l'augmentation des bruits cardiaques et de la compression qui est exercée dans ces conditions par le cœur sur le poumon gauche. La meilleure position est de dormir sur le côté droit. Les gens pléthoriques et sanguins doivent dormir la tête élevée, les personnes anémiques dormiront la tête basse. Quant aux rideaux, il ne devrait pas y en avoir, car ce sont non seulement des nids à microbes, mais encore ils empêchent le renouvellement de l'air. Pas de rideaux, voilà le principe, mais il faut bien que l'hygiéniste, au risque de ne point être écouté, fasse des concessions au luxe et à l'esthétique ; aussi les rideaux que l'on emploiera de préférence seront des draperies à l'italienne, sobres et peu chargées. La température de la chambre à coucher devra être de 12 à 15°. C'est une excellente habitude au point de vue de l'aération que d'y faire du feu. Enfin la pièce devra être spacieuse, c'est un précepte qu'il n'est pas superflu de mentionner, car dans nos appartements modernes où l'on sacrifie volontiers le confortable au luxe, souvent la salle à manger ou le salon, qui ne sont que des lieux de passage, occupent la plus grande place, tandis que la chambre à coucher est réduite à ses plus strictes dimensions, c'est pourtant là que nous passons plus du tiers de notre vie.

Le Mans. — Typ. Ed. Monnoyer.